LE
PESSIMISME ET LES PESSIMISTES

DEVANT LA MÉDECINE

DISCOURS DE RÉCEPTION

A l'Académie des sciences, belles-lettres et arts de Besançon

PAR

LE Dr L. BAUDIN

ASSOCIÉ RÉSIDANT

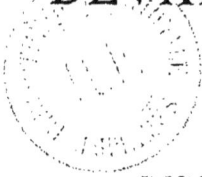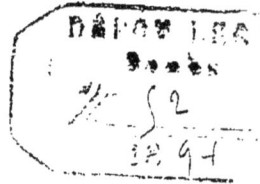

BESANÇON

IMPRIMERIE ET LITHOGRAPHIE DE PAUL JACQUIN

—

1894

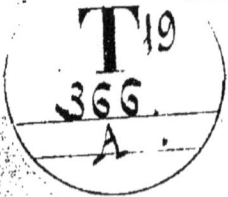

LE

PESSIMISME ET LES PESSIMISTES

DEVANT LA MÉDECINE

~~~~~~

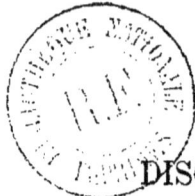

DISCOURS DE RÉCEPTION

A l'Académie des sciences, belles-lettres et arts de Besançon

PAR

LE Dr L. BAUDIN

ASSOCIÉ RÉSIDANT

BESANÇON

IMPRIMERIE ET LITHOGRAPHIE DE PAUL JACQUIN

1894

LÈ
PESSIMISME & LES PESSIMISTES
DEVANT LA MÉDECINE

Messieurs,

Vous aviez accoutumé jusqu'ici de réserver l'honneur de vos suffrages pour en faire comme la suprême récompense et la consécration définitive de mérites incontestés et de talents affirmés déjà par des travaux dont la littérature, l'histoire générale et celle de notre province, les arts et les sciences pouvaient à bon droit s'enorgueillir. En m'appelant à siéger parmi vous, il semble que, pour cette fois et pour l'exemple en quelque sorte, votre extrême indulgence ait voulu transformer cette récompense, si justement ambitionnée, en une sorte d'encouragement accordé aux premiers efforts, je n'ose dire aux promesses, d'un labeur patient, sans doute, et opiniâtre, mais bien peu productif encore, et bon tout au plus à préparer le sillon où je veux espérer seulement que d'autres, plus habiles et plus dignes, sauront faire germer et fructifier le bon grain.

Cette dérogation aux usages de votre compagnie double l'honneur que vous avez bien voulu me faire en m'ouvrant les portes de l'Académie, et double du même coup l'étendue d'une reconnaissance dont, malgré toute ma bonne volonté, je ne saurais vous apporter ici qu'un bien insuffisant, quoique très sincère témoignage.

J'ai pensé que le moyen le plus sûr de vous prouver ma

gratitude et de m'acquérir tout d'abord un nouveau titre à votre bienveillante indulgence, était de vous épargner, et d'épargner surtout à l'assistance d'élite qui, confiante, a bien voulu répondre à votre invitation et honorer de sa présence cette séance solennelle, — la lecture de quelques-uns de ces travaux de statistique, dont l'étude m'est surtout familière, c'est-à-dire d'une interminable série de chiffres, de tableaux et de documents dont l'éloquence, — puisqu'il est convenu que les chiffres ont leur éloquence, pourrait, non sans raison, paraître d'une nature un peu trop spéciale et de peu de mise dans la circonstance.

C'est pourquoi, en vous présentant ces quelques considérations sur « le pessimisme et les pessimistes devant la « médecine, » je m'efforcerai de me faire pardonner ce qu'un tel travail comporte d'un peu technique dans ses rapports avec la science médicale en considération de l'intérêt général qu'il peut présenter comme sujet d'actualité, et de l'intérêt d'un ordre plus particulier qu'il présente, à coup sûr, dans ses rapports avec la philosophie et avec la littérature.

« Il souffle d'Allemagne, depuis quelques années, sur « notre jeunesse française, — écrit notre éminent compa- « triote, M. Dionys Ordinaire, avec cette verve railleuse et « bonhomme qui sent son Comtois d'une lieue, — il souffle « un vent aigre et malsain qui nous apporte une épidémie « nouvelle, inconnue à notre vieille Gaule, celle du pessi- « misme. Ses symptômes principaux consistent en un état « de désespérance, de lassitude, d'abattement moral inter- « rompu par des crises soudaines de colère et de révolte. « Mais l'état du malade est généralement calme : il se « plaint de la vie ; il demande qui lui a fait la mauvaise « plaisanterie de lui donner ce funeste cadeau ; il accuse « la douleur ; il accuse le plaisir ; il se plaint de la trahison « de la nature, qui a borné sa faculté de jouir et qui n'a

« mis aucune borne à ses désirs et à ses appétits. Il re-
« proche à cette même nature la subjectivité de ses idées
« et de ses sensations. Il lui en veut de lui avoir caché le
« secret des causes, de l'avoir poussé, aiguillonné à la re-
« cherche du vrai, et de ne l'avoir payé que d'images et
« d'apparences trompeuses comme les ombres de la ca-
« verne de Pluton.

« Tels sont les premiers effets du mal; mais, quand il
« s'aggrave, le sujet tombe dans une mélancolie noire; il
« regrette d'avoir conscience de son être; il envie l'animal,
« la plante, tout ce qui végète, rampe ou rumine, tout ce
« qui ne sent pas qu'il a eu un commencement et qu'il
« aura une fin. Il devient jaloux des fanatiques qui pas-
« saient leur vie à regarder leur nombril.... Il en arrive
« enfin, et c'est le point le plus aigu de la crise, à aspirer
« à la mort comme au bonheur suprême. Que dis-je, à la
« mort? Ce bonheur serait incomplet. Il en arrive à sou-
« haiter l'anéantissement de toute société, de toute civili-
« sation, et la subversion de notre planète, réceptacle de
« toutes les déceptions et de toutes les misères. »

Certes, Messieurs, la raillerie est de bon aloi, et les épigrammes sont cinglantes.... Et pourtant, épigrammes et
railleries mises à part, que l'aveu soit ou non pour nous
plaire, le mal existe, il faut bien le reconnaître : c'est
comme une reprise, singulièrement aggravée, de ce que
l'on appelait, en 1830, « le mal du siècle. » On croyait en
avoir fini avec la race des Obermann et des René ; mais
voici, dit P. Bourget, que les romans se publient, aussi
désenchantés que le chef-d'œuvre de Sénancourt, et, avec
eux, des poèmes aussi amers que les sonnets de Joseph
Delorme. Entre ces œuvres, il existe une différence évi-
dente de rhétorique et de procédés; mais c'est toujours la
même impression d'absolu, d'irrémédiable découragement. Et comme fond commun, une morne perception de
la vanité de tout effort.

Au surplus, notre cas n'est pas un cas isolé : partout, avec des degrés et des nuances, se notent les mêmes symptômes. Il semble qu'une nausée universelle devant les insuffisances de ce monde soulève le cœur des Slaves, des Anglo-Saxons, des Germains et des Latins.

Sans doute, nous sommes loin, bien loin encore de ce suicide de la planète, rêve suprême des théoriciens et des poètes du pessimisme : le moment ne semble point arrivé où, sous les ruines du monde détruit, les derniers pessimistes s'enseveliront dans le triomphe final de la doctrine en déclamant les strophes de Mme Ackermann :

> Ah ! quelle immense joie, après tant de souffrance !
> A travers les débris, par-dessus les charniers,
> Pouvoir jeter enfin ce cri de délivrance :
> Plus d'hommes sous le ciel, nous sommes les derniers !

Il n'en est pas moins vrai que lentement, mais sûrement, s'élabore la croyance à la banqueroute de la nature, qui devient peu à peu la foi sinistre du xixe siècle.

Le pis est qu'il n'y a point là un mal seulement moral, et lorsque, croyant railler, on a prononcé le mot d'épidémie, de maladie, on a dit le mot propre : il est très vrai que le pessimisme, arrivé à un certain point, — depuis longtemps dépassé, — ne relève plus de la critique, mais qu'il revient de droit à la clinique, et, je ne crains pas d'ajouter, — à la clinique des affections nerveuses et mentales.

Car enfin, si vous lui demandez ce que c'est que la vie, il vous répond avec les Goncourt que c'est « l'usufruit d'une agrégation de molécules ; » il vous démontre avec Schopenhauër que ses plaisirs sont purement négatifs et, avec Hartmann, qu'ils reposent d'ailleurs sur des illusions ; que cette vie n'est, par conséquent, qu'une cruelle duperie et qu'elle ne vaut pas la peine d'être vécue, et il conclut avec Léopardi, son poète et son prophete : « Notre « vie, à quoi est-elle bonne ? seulement à la mépriser. »

Si vous lui parlez de vérité, il vous démontre que la vérité est le plus funeste présent accordé aux hommes ; qu'elle ruine toutes les illusions grâce auxquelles le monde était tolérable ; — de science ?.... mais qu'est-ce que savoir, sinon mieux connaître notre misère ? — de civilisation ?.... mais, plus nos âmes sont éclairées et délicates, plus elles souffrent, et les peuples les plus civilisés sont les plus malheureux.

Gardez-vous d'invoquer les saintes joies de la communion des âmes, de l'amitié, de l'amour, de quelque affection que ce soit enfin ; il vous accablerait du mot hideux de Flaubert : « Une affection quelconque est toujours un « fardeau qu'on porte à deux. »

De même, le mariage est jugé d'un mot (renouvelé d'ailleurs de Lessing) : « Il n'y a tout au plus qu'une mauvaise femme au monde ; il est seulement dommage que, pour chacun, cette femme soit la sienne. »

Le devoir, la charité, la vertu.... ; ce sont, pour le pessimisme, autant de déceptions suprêmes qui nous amènent à sacrifier à une fin hors de nous-mêmes nos intérêts les plus chers.

Les émotions religieuses.... ; le dévot est à la fois son propre dupeur et sa dupe, la victime et le bourreau.

Quant à la gloire, de grâce, qu'il n'en soit pas question ! La gloire, il l'a rencontrée aujourd'hui même chez un marchand de bric-à-brac : une tête de mort couronnée de lauriers en plâtre doré.

Si vous ne voulez l'en croire, croyez-en l'histoire, dans laquelle il vous montre, selon le mot de Goncourt, « le « plus grand bréviaire du découragement : on n'y rencontre que des coquins ou d'honnêtes imbéciles. »

Et, en matière de conclusion, ses adeptes, ces bouddhistes modernes vous apportent comme souverain remède et comme un nouveau « salut religieux.... » quoi ? une nouveauté plus vieille que Cakya-Mouni lui-même, la conception du Nirvâna indien, conception qui se résume tout

entière dans ces quelques mots : Il n'y a de bonheur en
ce monde que renoncement, désespérance, oubli de soi-
même et des autres, anéantissement de son être, avec
l'immense espoir d'entrevoir dans un avenir prochain
l'engloutissement universel de toute sensation et de toute
vie.

Remarquez-le bien, Messieurs, il ne s'agit plus, dans
cette série de propositions, d'un simple système philoso-
phique, d'allure plus ou moins bizarre, mais d'ailleurs
sans portée pratique appréciable dans la vie individuelle
non plus que dans la vie sociale, et à l'encontre duquel
semble avoir été rédigée d'avance cette sentence de Pas-
cal : « La nature humaine soutient la raison impuissante
« et l'empêche d'extravaguer à ce point : » débordant ici
le domaine de la spéculation pure, le pessimisme s'érige
audacieusement en doctrine, en jugement sur la vie, sur
les hommes et sur les choses et s'impose ainsi à l'état de
règle de conduite générale en pénétrant peu à peu les
couches les plus instruites et partant les plus influentes de
la société. Dans ces conditions, je dis qu'il constitue un
danger très réel et une très redoutable maladie.

Et, si je l'affirme, ce sont les pessimistes qui le prou-
vent. Pour le médecin, vous le savez, il n'y a pas de maladie : selon un mot célèbre, il n'y a que des malades.
Passons donc à l'examen des malades ; j'entends, des pessimistes vrais, dont le petit nombre se perd dans la foule
des faux pessimistes, pessimistes pour la thèse, par mode
ou par imitation, par soif du martyre à un prix raison-
nable, par genre et par pose, par mépris et superbe dédain, par ambition déçue, par envie.... On l'a dit : « Le
« monde est plein aujourd'hui de jeunes échappés de col-
« lège qui, dès qu'ils ont rimé trois sonnets, déclarent la
« terre inhabitable, et regardent le reste de l'humanité
« comme un vil bétail. »

Dans la classe des pessimistes vrais, il faut distinguer encore une première partie, celle des pessimistes, — souvent pessimistes du moment, — par désespérance, parents qui pleurent un enfant bien-aimé et qui, semblables à Rachel, ne veulent pas être consolés ; pauvres cœurs trahis et qui, feuille à feuille, ont vu tomber leurs espérances et leurs illusions; patriotes qui souffrent des plaies saignant aux membres et au cœur de la patrie.... Devant ces infortunes, trop souvent, hélas ! imméritées, et devant ces poignantes douleurs, je m'incline respectueusement et je passe.

Mais il est une seconde catégorie de pessimistes vrais qui, sans avoir des motifs aussi plausibles de se désoler, n'en sont pas moins très convaincus des misères de la vie, des duperies de l'existence et de la fatalité qui pèse sur l'humanité tout entière, pessimistes qui souffrent en effet, et de leurs maux propres, plus imaginaires que réels, et des maux de leurs semblables, et qui, de bonne foi, cherchent un suprême refuge dans la conception du Nirvâna.

Eh bien ! je n'hésite pas à le dire : de ceux-là, beaucoup sont des malades, des malades au sens propre et rigoureusement scientifique du mot ; si le pessimisme ne constitue pas chez eux une maladie, une entité morbide définie, il représente tout au moins la forme de leur maladie. Et quant à ceux qui ne sont pas des malades, ce sont des candidats à la maladie, des prédisposés, chez lesquels se trouvent franchies les limites ordinaires du tempérament nerveux, et qui sont ainsi dans une sorte d'état intermédiaire, lequel n'est point tout à fait encore la maladie, mais n'est plus déjà la santé.

Tous, par le fait, sont des « nerveux, » au sens le plus moderne du mot : chez les uns, les « névrosés, » dominent les troubles psychiques; — chez les autres, les « névropathes, » les troubles physiques : névralgie, irritation spinale, dyspepsie, etc. Chez les uns et chez les autres, l'affection nerveuse ou, plus simplement, l'état nerveux, le nervosisme enfin, à quelque degré qu'il s'observe, héréditaire ou acquis, peut conduire à la psychopathie, à la mélancolie et à l'hypocondrie, à la neurasthénie franche, à la paralysie générale ou au suicide.

Quelques exemples pris au hasard, parmi les pessimistes les plus connus :

A tout seigneur, tout honneur : voici d'abord Schopenhauër, l'apôtre, — on pourrait dire presque le père du pessimisme moderne :

Arthur Schopenhauër est né à Dantzig, nous dit M. Arvède Barine, — auquel j'emprunte la majeure partie des détails biographiques qui suivent, — « d'une famille de « cerveaux malades : du côté paternel, sa grand'mère « avait la tête dérangée ; un de ses oncles était imbécile ; « l'autre, à moitié fou ; son père, Heinrich-Floris Schopen- « hauër, se suicida dans un accès de folie. Du côté mater- « nel, on ne trouve pas de démence caractérisée, mais un « grand-père sujet à de telles colères que, lorsque l'accès « le prenait, toute la maison, y compris le chien et le chat, « s'enfuyait. » Voilà pour les antécédents héréditaires.

Quant à lui, petit et trapu, vif et agile dans sa démarche, il jouissait d'une santé qui résista aux années, au travail.... et au reste. Cette belle organisation avait son point faible : le système nerveux prédominait au point d'échapper au contrôle de la volonté, et sa tyrannie se traduisait en terreurs multiples et singulières jusqu'à en devenir vraiment réjouissantes. On serait en peine de dire de quoi il n'avait pas peur : en 1813, quand toute l'Allemagne s'enrôlait contre la France, il s'achète un fusil ; mais, selon l'expression exquise de l'un de ses admirateurs, « il lui manqua — c'est à Schopenhauër que je « veux dire, il lui manqua l'impulsion intérieure pour par- « tir. » Ou plutôt, il partit ; mais ce fut pour s'aller cacher

dans une vallée bien retirée du Tyrol où, raconte-t-il lui-même, il eut la joie *ne unum quidem militem videre, nequ tympana audire*, « de ne point rencontrer un seul soldat, ni d'entendre seulement le son du tambour. » Dans sa vallée, *gaudebat* extraordinairement; car, avoue-t-il avec ingénuité, il était « de sa nature, on ne peut moins guer-
« rier. »

En 1831, même ardeur à fuir le choléra. « Le grand pes-
« simiste italien, Leopardi, en faisait autant au même mo-
« ment, ce qui donne à penser, insinue M. Arvède Barine,
« que le pessimisme n'apprend pas à sortir décemment de
« la vie qu'il enseigne à haïr. Il y a là une lacune dans le
« système. »

Schopenhauër avait peur de la petite vérole, de la phtisie, de la lèpre.... et de toutes les autres maladies. Il portait un gobelet de cuir dans sa poche afin de ne pas s'exposer aux contagions en buvant dans des verres in-connus. Il avait deviné les microbes de Pasteur, et se pro-menait autant que possible la bouche fermée : on ne sait pas ce qu'on avale avec l'air. Il avait peur des procès, des voleurs, des incendies, des révolutions, du poison, de ses amis, de son ombre. Il n'osait se faire faire la barbe, de peur que son barbier ne lui coupât la gorge. Il cachait son argent et ses valeurs dans ses vieux papiers, dans son en-crier, dans des coins si bizarres et si secrets que, même avec les indications de son testament, on eut de la peine à retrouver les objets.

Pendant une année entière il fut obsédé de l'idée qu'on allait l'accuser d'un crime et lui faire son procès. Une autre fois, il se crut, tout de bon, empoisonné dans une prise de tabac. Il fut poursuivi toute sa vie par la crainte d'être enterré vif. Faute d'un autre objet de frayeur, il éprouvait la crainte d'un danger inconnu dont la menace l'accablait d'angoisses morbides.... Son caractère se res-sentait de cet état pénible ; il était soupçonneux, irritable, brusque et violent.... Il n'avait pas impunément deux générations de fous et de maniaques sur la tête.

Il ne croyait pas plus aux miracles qu'aux contes des fées. En revanche, il croyait aux apparitions, aux esprits frappeurs, aux rêves, aux pressentiments, aux sorciers, aux tables tournantes, aux amulettes, au vendredi.... Il croyait qu'on guérit la fièvre en enfermant une araignée dans une coquille de noix qu'on suspend au cou : la fièvre meurt avec l'araignée. Il croyait qu'on guérit une tumeur en la frottant avec un œuf qu'on enterre ensuite dans une fourmilière : les fourmis, bien qu'on ne les voie pas, viennent, la nuit, manger la tumeur dont bientôt il ne reste plus trace. Il croyait qu'on guérit les chiens boiteux en les magnétisant, et fit recommencer huit fois l'épreuve sur le sien.

Il croyait à un monde surnaturel, avec lequel les magiciens sont en rapport. Il croyait que les lois qui gouvernent l'univers ne sont pas immuables et peuvent être violées par la volonté, qui est toute-puissante, et devant laquelle il n'y a plus ni pesanteur, ni espace, ni temps, ni causalité. Il croyait à tout cela et à bien d'autres choses encore, mais il était athée et n'appelait Dieu que « le Vieux Juif. »

Dans sa vieillesse, il n'avait plus qu'un chagrin : celui de penser qu'il vieillissait et qu'il lui faudrait s'en aller bientôt. Et il calculait avec anxiété le nombre d'années qu'il pouvait avoir encore à passer dans ce monde de misère, de duperie et de larmes : il constate que Flourens fixe l'extrême limite de la vie à cent ans, et il en a soixante-dix : *c'est une consolation*, conclut-il. Quel abîme de contradiction !

Et pourtant, Schopenhauër représente, avec Henri Heine, l'un des rares hommes d'esprit de l'Allemagne ! Il est difficile, il est vrai, de dire lequel des deux détestait le plus cordialement sa patrie et méprisait le plus ses compa-

triotes : « En prévision de ma mort, écrivait Schopen-
« hauër, je fais cette confession, que je méprise la nation
« allemande à cause de sa bêtise infinie, et que je rougis
« de lui appartenir. » Tant il est vrai que la folie peut
avoir ses moments de lucidité.

Au moment où Schopenhauër, après avoir remis à son
éditeur son manuscrit : *Le Monde considéré comme volonté et comme représentation*, secouait sur la tête de ses
concitoyens et des professeurs de philosophie, ses enne-
mis intimes, la poussière de ses sandales et gagnait
l'Italie, pour laquelle il réservait toutes les grâces et toutes
les séductions de son esprit — le poète Leopardi, le vrai
précurseur du pessimisme, puisque le philosophe alle-
mand lui était alors inconnu, aussi bien qu'à l'Allemagne
elle-même et qu'au reste du monde, donnait à Bologne
ses fameux « Canzoni, » où, avec une grande sincérité et
une grande profondeur d'accent, il développait en des
stances magnifiques sa théorie de l'*infelicita*, et, philosophe, lui aussi, autant que poète, s'efforçait de démontrer successivement le néant de nos croyances en Dieu et
en l'immortalité — le néant de tout ce qui peut faire le
charme de la vie ici-bas, richesse, gloire, ambition, beauté,
amour — le néant enfin de toute idée de progrès.
Valétudinaire, presque infirme, tourmenté depuis son
enfance par les angoisses d'un mal terrible, frappé par
l'inimitié des siens même dans ce qu'il avait au monde de
plus cher, dans son culte pour l'art et pour sa malheu-
reuse patrie, déçu cruellement et à deux reprises dans ses
plus pures affections, Leopardi mourait à trente-huit ans,
après avoir donné à tous le spectacle d'une vie digne de
toute pitié et de tout respect : jusqu'au bout, son déses-
poir reste une force et ne manque ni de grandeur ni de
poésie ; on y sent palpiter encore une âme que le pessimisme avait bouleversée sans la pouvoir dessécher.

Il n'en est pas moins vrai que, dans ce pauvre orga-
nisme brisé par la souffrance, le système nerveux n'était
plus gouverné par une volonté digne de cette belle intelligence. De là, de singulières défaillances et d'étranges
contradictions : des tentatives répétées de suicide en regard d'une fuite apeurée devant le choléra, et, dans les
derniers et douloureux mois d'une existence tant de fois
honnie, les angoisses de l'asthme invoquées avec une
étrange ardeur comme une promesse de longue vie.

A côté, ou plutôt un peu au-dessous de lui, nous trou-
vons le poète Giuseppe Giusti, son compatriote et presque
son contemporain, en proie comme lui à la souffrance
physique et à la maladie, interprète, comme lui, des idées
de négation et de désespérance, qu'il se plaisait à relever
des traits d'une sanglante ironie. « Ce qui, en moi, semble
un sourire n'est que tristesse, » avait-il coutume de dire :
c'était, lui aussi, et au premier chef, un nerveux, et un
nerveux chez lequel l'hyperesthésie douloureuse du cerveau finit par dégénérer en hypocondrie vraie, il se
croyait atteint des affections viscérales les plus graves et
les plus diverses ; il se disait dévoré tout vivant par les
vers et finit par s'imaginer qu'il était hydrophobe. Bref,
c'était un « mental » au sens littéral du mot.

Parmi les disciples de Schopenhauër, le représentant le
plus complet, le plus intéressant, le plus logique aussi de
la nouvelle doctrine est Philippe Mainländer, l'auteur de
la *Philosophie de la Rédemption :* fils de parents d'une
piété exaltée, petit-fils d'une mystique morte d'une fièvre
nerveuse à l'âge de trente-trois ans, frère d'un autre
mystique converti dans l'Inde au bouddhisme et mort peu
après, épuisé par des luttes intérieures, il trouve son chemin de Damas chez un libraire, à Naples, en feuilletant
Schopenhauër ; il rédige un système de philosophie pessimiste où il se déclare hautement chrétien tout en préten-

dant fonder scientifiquement l'athéisme, et remplace par la liberté du suicide la belle croyance à l'immortalité, et par le refuge dans la mort le salut par la vie éternelle ; puis, prêchant d'exemple, il se pend le jour où, après avoir corrigé les épreuves de son livre, il en reçoit le premier exemplaire.

Au nombre des pessimistes vrais, que leurs souffrances morales et les désespérances de cette funeste doctrine ont fini par jeter dans la folie du suicide, il faut citer encore Stanislas Guyard et Armand Hayem, sur lesquels M. de Mallortie nous a donné des détails touchants.

Stanislas Guyard, sérieux, ardent, consciencieux, passionné pour le vrai, ennemi de tout charlatanisme et de toute hypocrisie, esprit sagace et pénétrant, professeur d'abord à l'Ecole des hautes études, puis, à trente-huit ans, titulaire de la chaire d'arabe au Collège de France : chez lui, l'amour du travail allait jusqu'à l'obsession, et le surmènement ne tarda pas à tuer la possibilité du repos, le sommeil, et, secondairement, la capacité du travail. De ce jour, cœur inquiet, conscience troublée, volonté atrophiée, le monde lui sembla insupportable, et, ne sachant où trouver dans cette philosophie désolée un point d'appui quelconque, il finit par rejeter le fardeau de la vie pour aller chercher dans un monde inconnu l'apaisement et la sérénité qu'il ne pouvait trouver sur cette terre.

Armand Hayem, l'un de ceux encore que l'on peut regarder comme les enfants gâtés de la nature : « rien ne « lui manquait, a dit M. Ad. Franck, de ce qui constitue à « nos yeux, aux yeux de tous les hommes, les conditions « du bonheur : ni la fortune, ni la vigueur, ni l'intelligence, « ni le goût le plus ardent pour les choses de l'esprit, ni « le loisir nécessaire pour s'y livrer entièrement, ni « l'avantage d'appartenir à une famille honorable, ni les « encouragements qu'apportent avec eux les succès mon-

« dains et académiques.... » Pourquoi cette mort, alors, pourquoi ce suicide, pourquoi cet acte de subite folie? C'est Armand Hayem lui-même qui, dans son livre *Les Vérités et les apparences*, publié après sa mort, nous donne la solution du problème :

« Plus l'âme est délicate, écrit-il, plus le mécontement
« de soi retentit douloureusement en reproches, regrets
« et amertumes, auxquels la mort est préférable.

« Etre mécontent de soi, c'est courir de la misanthropie
« au suicide.

« La mort est odieuse, incompréhensible, haïssable ;
« c'est l'heure où nous valons le plus, où notre pensée
« s'est étendue et enrichie, où nos passions se sont dé-
« gagées, où notre âme s'élève, s'affranchit, que nous
« disparaissons!

« Que signifie donc cette vie?

« Ou c'est la vie qui est absurde, ou c'est la mort qui a
tort.

« Il ne faut pas mourir, mais il faut disparaître. »

Armand Hayem ne voulut point attendre le caprice de la mort ni s'y soumettre ; il voulut « disparaitre » et choisir son heure.

Que la folie du suicide ne s'observe pourtant qu'à l'état d'exception chez les pessimistes...., je le veux. Mais combien, sans aller jusque-là, souffrent à en mourir ! Témoin cet infortuné Amiel, qui ne sut employer sa vie qu'à se regarder vivre et sentir, à contempler ses propres complexités, et qui, avec des aptitudes philosophiques tout à fait éminentes, n'arriva qu'à la tristesse la plus inféconde, et, avec de véritables qualités littéraires, ne sut jamais donner à ses idées la forme qui s'impose. La masse indigeste des 16,000 pages de son *Journal* d'où ses amis ont extrait pieusement deux volumes de *Pensées*, nous offre le saisissant tableau d'une conscience moderne des plus honnêtes, arrivée au plus haut point de culture et vouée, par l'abus de l'analyse, aux déceptions et aux souffrances d'un génie stérile.

Mais Amiel ne fut pas seulement une victime du dilettantisme : ce fut en même temps une victime de cette maladie toute moderne — sorte de mal littéraire qui, depuis près d'un demi-siècle, a perdu tant d'illustres, plus illustres et plus grands qu'Amiel, je veux dire le gonflement, la dilatation, l'hypertrophie du « moi, » de la sensibilité et de l'émotivité.

Voyez Flaubert, par exemple, l'auteur tant exalté de *M*^{me} *Borary* et de *Salammbô*, et que, par un retour quelque peu excessif, bien qu'habituel, des choses d'ici-bas, on commence à appeler « l'écrivain le plus surfait de notre siècle : » en vain cet apôtre d'un pessimisme presque voisin du nihilisme était devenu — voulant le devenir — célèbre, chef d'école, prophète et presque demi-dieu; il n'en était devenu ni plus serein ni plus heureux, et dans son dernier livre, sorte de testament blasphématoire, il conclut à « l'éternelle misère de tout. » C'est qu'arrêté par une maladie terrible et incurable dans son élan vers l'idéal, dans la poursuite des vastes espoirs caressés par son moi hypertrophié, son génie de l'analyse éclairait cruellement son cœur sur ses propres insuffisances. C'est aussi que, pour lui, la pensée et le sentiment semblaient n'exister que pour être exprimés, conception très fausse, qui détourne d'aimer la vie pour elle-même, et fait attribuer au talent une valeur excessive. Un remords, par exemple, rongeait sa vie : celui d'avoir, dans Mme Bovary, accolé deux génitifs l'un à l'autre, pour dire « une couronne de fleurs d'oranger; » il avait eu beau chercher, il lui avait été impossible de faire autrement. Et, là-dessus, il se déclarait « organisé spécialement pour le malheur. » — « La toquade de Flaubert, écrivait l'un de ses amis, est

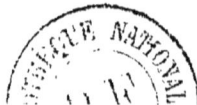

« toujours d'avoir fait et enduré des choses plus énormes
« que les autres. » Au résumé, imaginaires ou réelles, ses
souffrances le maintenaient dans un état presque constant
d'excitation morbide : « Flaubert est, dans ce moment, si
« grincheux, si cassant, si irascible, si érupé à propos de
« tout et de rien — écrit encore de Goncourt — que je
« crains que mon pauvre ami ne soit atteint de l'irritation
« maladive des affections nerveuses à leur germe. »

Et Goncourt s'y connaissait. Des êtres vraiment terribles,
ces Goncourt : tantôt, et par les plus futiles motifs, d'une
humeur charmante et cordiale, tantôt, et par des motifs
non moins futiles, froids, hostiles, soupçonneux, exécu-
tant leurs meilleurs amis avec une cruauté rageuse : de
bonne foi, pourtant, et d'une sincérité parfaite. Ce sont les
nerfs qui sont coupables ; ils le sentent bien eux-mêmes,
et, loin de s'en cacher, ils s'en glorifient : « Du talent,
« peut-être en avons-nous, et je le crois, déclare l'un des
« deux frères — mais, d'avoir du talent, il nous vient
« moins d'orgueil que de nous trouver des espèces d'êtres
« impressionnables, d'une délicatesse infinie, des vibrants
« d'une manière supérieure. » Et ailleurs : « Les critiques
« pourront dire tout ce qu'ils voudront, ils ne pourront pas
« nous empêcher, mon frère et moi, d'être les saint Jean-
« Baptiste de la nervosité moderne. » Et encore : « Songez
« que notre œuvre, et c'est peut-être son originalité, origi-
« nalité durement payée, repose sur la maladie nerveuse. »
Ces auteurs tiennent décidément à passer pour des énervés.
Soit ! c'est une justice qu'on ne saurait ne pas leur rendre.
Mais alors, avant de déclarer qu' « il faut traiter la vie avec
« le mépris qu'elle mérite de la part d'un homme supérieur, »
avant de juger l'existence de tous à travers le prisme de
votre « nervosité, » comme vous dites, que ne vous soi-
gniez-vous, Messieurs, et que ne demandiez-vous d'abord
à l'exercice et au grand air, à l'eau froide et aux toniques
le rétablissement de l'équilibre de votre système nerveux !

Cette galerie resterait incomplète si je n'y faisais figurer encore le représentant le plus autorisé, sinon le plus illustre, de la poésie pessimiste en France : vous avez nommé Baudelaire, qu'une certaine école, avec M. Maurice Spronk, grand admirateur des « artistes littéraires, » n'hésite pas à appeler « le caractère peut-être le plus ori-« ginal qu'ait produit notre époque. » Si nous en croyons M. P. Bourget, Baudelaire serait, en effet, non plus un sceptique tendre, comme Alf. de Musset, non plus un révolté fier, comme A. de Vigny, mais un pessimiste vrai, le pessimiste par excellence, si j'ose ainsi dire : du pessimiste, il aurait « le trait fatal, l'horreur de l' « Etre, » et « le goût, l'appétit furieux du néant ; c'est bien, chez lui, « le Nisvâna des Hindous retrouvé au fond des névroses « modernes et évoqué avec tous les énervements d'un « être dont les ancêtres ont agi. »

J'ai bien peur, pour ma part, que Baudelaire, « l'esprit le plus gâté et le plus méchamment raffiné de notre époque, » selon l'expression de M. Dionys Ordinaire, — j'ai bien peur que ce dandy du spleen, paradoxal et subtil, préférant l'artificiel et le décadent au naturel, passant sa vie à la recherche de sensations nouvelles, ait été surtout un grand mystificateur doublé d'un malade. Car il existait chez lui, nul ne l'ignore, une tare nerveuse héréditaire qu'il ne prend même pas la peine de nous dissimuler lorsqu'il nous parle de « ses ancêtres, idiots ou mania-« ques dans des appartements solennels, tous victimes de « terribles passions.... » Et ce mal qu'il tenait d'eux, ou sait s'il a pris peine à en hâter les progrès par des excès de toute sorte, qui lui créaient de nouveaux points de ressemblance avec Edgard Poë, son devancier, son inspirateur et son maître.

Messieurs, je ne poursuivrai pas davantage ce douloureux examen : dans la foule des névropathes et des névrosés du pessimisme moderne, je me suis borné à choisir quelques exemples parmi les moins discutables et, d'ailleurs, les plus connus ; mais il ne tiendrait qu'à moi que cette phalange devînt légion : sur vos lèvres se pressent les noms d'artistes, de musiciens, de poètes, de penseurs, d'écrivains de marque dont la haute intelligence, — peut-être pour quelques-uns faudrait-il dire le génie, — si elle n'a fini par sombrer tout à fait déjà dans les ténèbres de la folie ou du suicide, est en train de s'atrophier ou de s'éteindre dans les angoisses de ce mal tout moderne, le pessimisme que l'on a décoré du nom de « grande névrose. » Le mot ne voulait pas dire grand'chose, mais il était joli; il a plu, — et il a fait fortune.

Le moment serait peut-être venu de se demander ce qu'est, au fond, cette « grande névrose, » qui n'est pas en réalité le pessimisme, mais qui en est le *substratum* morbide nécessaire, — le pessimisme constituant, non pas l'affection, mais seulement une forme de l'affection, sa forme actuelle la plus commune, mais non sa forme unique, exclusive, immuable.

Comment se fait-il qu'en dépit de l'opportunité des temps et des circonstances, à l'issue de la tourmente révolutionnaire et des grandes guerres de l'Empire, Schopenhauër, avec toutes les séductions de son esprit littéraire et humoristique, Leopardi, avec toute la force et avec toute l'envolée de sa poésie, aient prêché et vaticiné dans le désert ? Et pourquoi, un demi-siècle plus tard, en dépit de l'accroissement du bien-être matériel, en dépit des progrès de l'intelligence, pourquoi ce réveil de leur funeste doctrine et pourquoi son irruption violente au sein de races placées à l'avant-garde de la civilisation ?

C'est que Schopenhauër et Leopardi s'adressaient à des âmes vigoureusement trempées, toutes remplies encore d'espoir et de foi, à des races énergiques, résistantes et faites pour l'action. Mais, depuis, le siècle a marché, sans tenir ses promesses, toujours sanglant, toujours troublé par les plaintes et les réclamations des déshérités ; mais, dans les dures épreuves d'une concurrence vitale plus âpre chaque jour, dans les agitations incessantes d'une existence surchauffée au delà de toute mesure, les énergies se sont affaissées, et les organismes se sont usés, débilités, anémiés. Nos grands-pères avaient trop de sang ; toutes leurs maladies réclamaient la lancette ; nous n'en avons plus assez, et l'alimentation la plus animalisée, le fer et les toniques de toute sorte, l'hydrothérapie et les cures d'air ne suffisent pas à combler cette perte.

Nous sommes des anémiques au premier chef : par cela même, des nerveux, ne disposant plus d'assez de sang, ce « modérateur des nefs. » Des nerveux, c'est-à-dire des excitables, des surexcités, des énervés.

Mais cette surexcitation nerveuse est fatalement suivie bientôt d'une réaction en sens inverse, je veux dire de phénomènes de dépression, de fatigue, d'épuisement ; le cerveau, surmené, devient paresseux à apprécier, à coordonner et à régler les sensations, à les élaborer et à y répondre, c'est-à-dire à lier les idées et à les déduire les unes des autres, à les juger, et, enfin, à vouloir : d'où, impossibilité de l'attention soutenue, difficulté du travail intellectuel, affaiblissement surtout de la volonté ; impuissance enfin. Et c'est ainsi que le pessimisme peut être considéré, selon la formule de M. Guyau, comme « la sug- « gestion métaphysique engendrée par l'impuissance physi- « que, intellectuelle ou morale. » Les expériences psycho-physiologiques du docteur Féré sont topiques à ce point de vue : le docteur Féré, par exemple, après avoir mis un sujet en état d'hypnotisme, lui persuade qu'à son réveil il ne pourra reprendre un vêtement, un châle déposé au préalable sur une chaise ; une fois éveillé, le sujet, après nombre d'hésitations, renonce à prendre le vêtement ; puis il éprouve aussitôt le besoin de donner une explication de sa conduite : « Je n'en veux plus, dit-il, ce châle est mal-propre ; il est dégoûtant ; » l'idée délirante se trouve de suite et naturellement évoquée pour voiler l'impuissance.

— Un autre sujet est mis en état d'hypnotisme ; un bijou est enfermé dans un tiroir au bouton duquel défense lui est faite de toucher, à son réveil, quelle qu'en puisse être son envie. Le sujet, éveillé, s'approche du tiroir, et, à diverses reprises, porte la main au bouton du meuble, puis l'en retire : « Non, fait-il, ce bouton est froid ; c'est un glaçon.... ce n'est pas étonnant ; c'est du fer ; » — puis, généralisant, si on lui présente un compas, une clef, un objet quelconque en fer : « c'est aussi froid que le bouton, je ne peux pas le tenir. » Ici, l'idée délirante s'est accentuée, avec tendance à la généralisation.

Il en est de même chez le pessimiste : il se sent impuissant. Donc, ce qu'il ne peut accomplir ou éviter est mauvais, et, secondairement, tout dans la vie est également mauvais.

Allez au fond des œuvres, mais surtout des pensées, du cœur des pessimistes, scrutez leurs actes et leur vie, et voyez si, en fin de compte, vous n'arriverez pas toujours et sûrement à y lire un aveu d'impuissance. Impuissance, je ne dis pas à atteindre, mais même à approcher un idéal trop haut placé, à réaliser des ambitions excessives ou des pensées trop vastes, à satisfaire des désirs immodérés ou trop nombreux, à suffire à d'insatiables appétits et à des jouissances toujours nouvelles.... ; impuissance surtout à « réussir sa vie. » Mᵐᵉ Caroline Cormanville, témoin et historiographe de la vieillesse attristée de Flaubert, ce grand dédaigneux et ce fanfaron d'impassibilité, nous a laissé l'anecdote suivante :

« Dans les dernières années, regretta-t-il de n'avoir pas « pris la route commune? Quelques paroles émues, sorties « de ses lèvres un jour que nous revenions ensemble le « long de la Seine, me le feraient croire : nous avions vi-

« sité une de mes amies, que nous avions trouvée au mi-
« lieu d'enfants charmants : ils sont dans le vrai, me di-
« sait-il en faisant allusion à cette intéressante famille
« honnête et bonne, — oui, se répétait-il à lui-même gra-
« vement. Je ne troublai point ses pensées et restai silen-
« cieusement à ses côtés. »

Eh ! oui, réussir sa vie, fût-ce en « suivant le chemin
des ânes, » réussir sa vie, c'est-à-dire lutter, espérer et
vouloir, aimer, se marier, avoir des enfants, les gâter, et
pourtant en faire des hommes, en quoi cela, au regard de
l'Éternel, on l'a dit excellemment, est-il moins noble et
moins spirituel que de mettre du noir sur du blanc, frois-
ser du papier et se battre des nuits entières contre un ad-
jectif ? « Va donc, et mange ton pain en joie avec la femme
« que tu as choisie. » — Ce n'est pas un bourgeois qui a
dit cela, c'est l'Ecclésiaste, un homme de lettres, presque
un romantique. Considération qui ne saurait manquer de
toucher nos pessimistes ; car, j'aurais voulu avoir le temps
de vous le démontrer, il y a beaucoup de littérature dans
le pessimisme moderne, dans notre pessimisme français
en particulier.

Et maintenant, Messieurs, quel est l'avenir du pessimisme ? Est-ce une de ces crises passagères dont on guérit
vite, sans, pour ainsi dire, s'en apercevoir ? Je n'oserais
l'affirmer : parmi ses causes, il en est de durables.... que
dis-je ! de permanentes et, jusqu'à un certain point, d'iné-
luctables.

Le pessimisme est donc bien plutôt une de ces maladies
chroniques, compatibles sans doute avec l'existence,
(puisque nous n'en sommes point morts encore), et que
l'on peut espérer même amender dans une certaine mesure. Je parle ici, bien entendu, du pessimisme vrai ; car,
pour ce qui est de l'autre, il semble que la mode soit en
en train d'en passer, la vogue, par une évolution natu-
relle, allant en ce moment au mysticisme, et, pis encore,

au bouddhisme, au fakirisme, au spiritisme, à l'occultisme et à la kabbale.

Le pessimisme sera-t-il la religion de l'avenir? M. Guyau en doute, et quant à moi, je suis sûr du contraire : en premier lieu, il reste jusqu'ici et il restera longtemps encore, sinon toujours, l'apanage d'une petite caste d'esprits cultivés et raffinés, de mandarins lettrés auxquels une position exceptionnelle permet de philosopher à loisir et de maudire l'existence à journée faite, tout en se laissant vivre ; — puis, c'est en vain que l'on prétend persuader à la vie de ne plus vouloir vivre : tout en nous proteste contre ces doctrines : le corps, en vertu de l'instinct de la conservation, — l'intelligence, au nom de la dignité et de la noblesse de la pensée ; — l'imagination, avec son besoin d'un « au delà ; » — le cœur, avec son invincible penchant à aimer et à se dévouer.

Que si des arguments d'une nature aussi spiritualiste ne pouvaient convaincre la critique positive, on en peut appeler à Darwin lui-même, à la doctrine évolutionniste, à la théorie de la lutte pour la vie et de la sélection du plus apte : les pessimistes, inaptes à l'effort, seront infailliblement mangés par les énergiques, par les volontaires, par les agissants.... Bon appétit, Messieurs !

Messieurs, si je prétendais conclure de cette étude que notre monde est le meilleur des mondes possible, vous ne me croiriez certainement pas, et j'ajoute que vous auriez peut-être raison ; — si, même, je me contentais d'affirmer que la somme des biens y dépasse celle des maux, vous me demanderiez de vous le prouver, ce qui m'embarrasserait fort.

La vérité est que cette vie tant méprisée est, après tout, tolérable ; qu'elle est au moins préférable à la mort, comme l'activité à l'anéantissement de la volonté. Tel est, en somme, l'avis de l'humanité. Car enfin, je ne sache pas que, pratiquement, l'humanité soit en train de s'anéantir : on a beau démontrer au commun des hommes que la vie est un malheur, ils continuent de vivre comme s'ils n'en croyaient rien, tant est forte cette manie d'être qui nous possède.

Quant au bonheur, qui dépend de nous-mêmes beaucoup plus que des autres ou des événements, sa poursuite ne saurait être considérée comme la seule fin, comme le but suprême de notre vie : nous avons des devoirs à remplir, une âme, — c'est-à-dire ce qu'il y a de plus grand dans l'univers, à diriger, sa dignité à garder, une intelligence à perfectionner et, par-dessus tout, des misères à soulager, des larmes à tarir. C'est dans cette pensée que réside le salut pour ceux qui trouvent lourde à porter la charge de leurs maux et qui ne possèdent ni l'espoir résigné du croyant, ni l'orgueilleux dédain du stoïcien. A ceux-là, — et ils sont nombreux, — je propose, en terminant, comme règle directrice de leur vie, cette pure et réconfortante maxime d'un véritable sage contemporain, du regretté Bersot : « L'homme n'est pas né pour être heu-« reux ; il est né pour être homme à ses risques et périls. »

RÉPONSE DE M. LE PRÉSIDENT

Monsieur,

La lecture, pleine d'intérêt, que nous venons d'entendre est un complément important du grand nombre d'études que vous avez déjà publiées, soit dans les mémoires de plusieurs sociétés scientifiques, soit sous le patronage de notre municipalité.

Depuis l'époque, déjà lointaine, où vous professiez à l'école Saint-Cyr, vous n'avez pas cessé, tant dans votre carrière militaire que dans celle civile, de faire beaucoup plus que d'exercer ce que l'on nomme une profession, quelque haute et quelque honorable qu'elle puisse être ; vous avez été constamment un chercheur qui ne se contente pas des formules acquises et des méthodes arriérées, mais qui emploie son intelligence et son temps à faire progresser et élever son art..., cet art que vous avez choisi et qui mérite d'être appelé le plus beau de tous, puisque, plus que tout autre, il s'applique au bien-être de l'humanité dont il soulage, autant que possible, les infinies misères.

En envisageant la médecine sous le point de vue le plus large, vous avez compris qu'elle doit étendre ses ramifications et son action sur toutes les choses qui se lient à notre existence.

C'est ainsi que, dans le domaine physique, par exemple, votre attention a été appelée, depuis plusieurs années, sur les conditions actuelles de l'hygiène publique et sur les nombreuses améliorations qu'elle réclame. Avec l'obligeant concours du chef [1] de l'un des services municipaux, vous dotez annuellement la ville de Besançon d'un *Annuaire démographique et sanitaire* qui devient de plus en plus utile. La certitude et la clarté des nombreux renseignements que vous y donnez, les points de comparaison que vous prenez dans beaucoup d'autres localités, le rendent un excellent guide pour la solution de bien des questions relatives à la voirie, à la salubrité et aux diverses causes de la dépopulation.

Vos savantes recherches sur les eaux salifères de la région et votre participation à la création de notre nouvelle station balnéaire aideront à faire connaître au loin le jeune établissement thermal et à assurer le succès de cette hardie entreprise.

---

[1] M. Jeannot, directeur des services des eaux et de l'éclairage à la mairie.

Votre science médicale trouve quotidiennement de nombreuses applications à faire dans les fonctions qui vous sont confiées à l'asile de Saint-Jean l'Aumônier.

Enfin votre dévouement s'exerce encore dans un nouveau surcroît d'action, au comité bisontin patriotique de l'*Union des Femmes de France.*

C'est de cette manière, Monsieur, que votre laborieuse existence se passe à mettre le fruit de vos études et l'activité de votre zèle au service du bien public et vous donnait les plus grands droits à entrer dans cette Académie qui sera heureuse de profiter plus directement de votre bon vouloir et de vos distingués travaux.

Parmi les dernières études auxquelles vous vous êtes livré, celle dont vous nous avez donné aujourd'hui lecture restera particulièrement remarquée.

Déjà précédemment, dans un travail excessivement curieux et approfondi sur l'école de Lumbroso et sur *le type du criminel-né* [1], vous aviez touché aux questions les plus graves de la responsabilité humaine et de la criminalité légale.

Dans votre travail actuel sur le *Pessimisme et les Pessimistes devant la médecine*, vous fournissez de nombreux et excellents documents, non seulement à l'exercice de la science médicale, mais à l'application du droit, aux réflexions des philosophes, aux théories de l'éducation. Nous avons écouté, avec un intérêt très grand, l'historique et les classifications des pessimistes à tous les degrés.

Avec vous, on doit reconnaître que le genre du mal moral et du mal physique dont l'ensemble amène ce pessimisme que vous avez décrit, s'étend et se développe de jour en jour, comme une affreuse épidémie dont les limites ne peuvent plus être fixées. Vous nous avez exposé

---

(1) *Mémoires de la Société d'émulation du Doubs.* — Séance publique du 15 décembre 1887.

les divers effets de ce double et terrible mal ; vous les avez montrés variant depuis de simples dispositions maladives jusqu'aux plus grands dérangements cérébraux et pouvant conduire jusqu'au suicide ! L'adolescence, l'enfance même, dites-vous, en sont parfois atteintes.

Vous nous avez montré la science restant souvent impuissante à conjurer cet affreux mal dont les victimes résistent moralement aux impressions des plus fortes affections de famille, comme à celles des plus nobles sentiments de devoir et de patrie.

A un semblable mal, les remèdes *préventifs* doivent être d'un effet plus certain que les remèdes *curatifs*. Parmi les premiers, il semble que l'on doit tout d'abord compter sur le mode d'éducation de la jeunesse, car la *trempe de notre âme*, comme celle de l'acier, demande à être confiée à des mains fortes et expérimentées.

Or, vous avez constaté que « les âmes trempées d'espoir et de foi échappent à l'action destructive de la grande névrose, » dont vous avez fait un bien saisissant tableau. Donc, il y a urgence de donner à la jeunesse une éducation sérieuse, formant des cœurs virils et imprégnant les âmes de hauts sentiments qui permettent ensuite de combattre avec courage dans les *luttes pour la vie*. C'est, je crois votre pensée. L'éducation aura facilité la tâche de la médecine.

Veuillez, Monsieur, continuer à appliquer le grand esprit d'observation qui vous distingue et le dévouement dont vous êtes animé au bien général de notre pays. Le bons sens public et la force des choses vous donneront raison sur les entraves que la routine pourrait amener sur votre voie. Notre compagnie sera heureuse de vos succès.

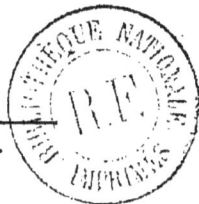

BESANÇON. — IMPR. ET STÉR. PAUL JACQUIN.